AF641846

ISSN 0371-327X

SITZUNGSBERICHTE DER SÄCHSISCHEN AKADEMIE DER WISSENSCHAFTEN ZU LEIPZIG

Mathematisch-naturwissenschaftliche Klasse
Band 117 · Heft 7

BENNO PARTHIER

GENE, GENTECHNIK, GENMANIPULATION

Mit 7 Abbildungen

AKADEMIE-VERLAG · BERLIN
1984

SITZUNGSBERICHTE DER SÄCHSISCHEN AKADEMIE DER WISSENSCHAFTEN ZU LEIPZIG

MATHEMATISCH-NATURWISSENSCHAFTLICHE KLASSE

Band 110

Heft 1 Prof. Dr.-Ing. Dr. h. c. PAUL GÖRLICH, Über die Laser und ihre Anwendung
1972. 24 Seiten – 8° – M 2,30

Heft 2 Prof. Dr. HASSO ESSBACH, Zum Problem der Tumoren im Kindesalter
1972. 24 Seiten – 11 Abbildungen auf 10 Kunstdrucktafeln – 8° – M 6,–

Heft 3 Prof. Dr. med. WALTER BREDNOW, Zur Anthropologie des Schwindels
1973. 17 Seiten – 2 Abbildungen auf 2 Kunstdrucktafeln – 8° – M 2,50

Heft 4 Prof. Dr. Dr.-Ing. h. c. PAUL GÖRLICH, Betrachtungen über den Wissenschaftlichen Gerätebau
1972. 39 Seiten – 8° – M 3,–

Heft 5 Prof. Dr. ERICH RAMMLER, Einige Betrachtungen über Erdgas
1974. 43 Seiten – 8 Abbildungen – 3 Tabellen – 8° – M 4,50

Heft 6 Prof. Dr. GUSTAV E. R. SCHULZE, Zur Rolle des Einfachheitsprinzips im physikalischen Weltbild
1974. 23 Seiten – 4 Abbildungen – 8° – M 2,50

Heft 7 Prof. Dr. med. ROLF EMMRICH, Zwischen Leben und Tod. Ärztliche Probleme der Thanatologie
1974. 22 Seiten – 2 Abbildungen – 4 Tabellen – 8° – M 3,50

Band 111

Heft 1 Prof. Dr. WILHELM MAIER, Vom Erbe Bernhard Riemanns 1975. 16 Seiten – 8° – M 2,50

Heft 2 Prof. Dr. med. HANS DRISCHEL, Organismus und geophysikalische Umwelt
1975. 50 Seiten – 25 Abbildungen – 1 Tabelle – 8° – M 7,–

Heft 3 Prof. Dr. MARIA HASSE, Zum Begriff des allgemeinen Produkts von Kategorien
1975. 32 Seiten – 8° – M 5,–

Heft 4 Prof. Dr.-Ing. h. c. KURT SCHWABE, Analytische Probleme des Umweltschutzes
1975. 28 Seiten – 9 Abbildungen – 2 Tabellen – 8° – M 3,50

Heft 5 Prof. Dr. WOLFGANG BUCHHEIM, Die kopernikanische Wende und die Gravitation
1975. 36 Seiten – 2 Farbtafeln – 8° – M 5,–

Heft 6 Prof. Dr. HERMANN BERG, Photopolarigraphie und Photodynamic
1975. 19 Seiten – 2 Abbildungen – 2 Tabellen – 8° – M 3,–

Heft 7 Prof. Dr. MANFRED GERSCH, Probleme der Insektizide aus heutiger Sicht
1976. 36 Seiten – 9 Abbildungen – 2 Tabellen – 8° – M 4,–

Band 112

Heft 1 Prof. Dr. WALTER BREDNOW, Spiegel, Doppelspiegel und Spiegelungen – eine „wunderliche Symbolik" Goethes 1975. 28 Seiten – 4 Abbildungen – 8° – M 3,–

Heft 2 Prof. Dr. ARTUR LÖSCHE, Über negative absolute Temperaturen. Eine Einführung
1976. 26 Seiten – 12 Abbildungen – 8° – M 4,–

Heft 3 Prof. Dr. med. HERBERT JORDAN, Kurorttherapie: Prinzip und Probleme
1976. 31 Seiten – 10 Abbildungen – 1 Tabelle – 8° – M 4,50

Heft 4 Prof. Dr. FRIEDRICH WOLF / Dr. PETER FRÖHLICH, Zur Druckabhängigkeit von Ionenaustauschreaktionen 1977. 13 Seiten – 6 Abbildungen – 1 Tabelle – 8° – M 2,–

Heft 5 Prof. Dr. DIETRICH UHLMANN, Möglichkeiten und Grenzen einer Regenerierung geschädigter Ökosysteme 1977. 50 Seiten – 20 Abbildungen – 2 Tabellen – 8° – M 6,50

Heft 6 Prof. Dr. ERICH RAMMLER, Zwei Jahrzehnte Entwicklung des Einsatzes der Energieträger Kohle und Erdöl im Weltmaßstab 1977. 29 Seiten – 6 Abbildungen – 4 Tabellen – 8° – M 4,–

Heft 7 Prof. Dr. ULRICH FREIMUTH, Umweltprobleme in der Ernährung
1977. 32 Seiten – 3 Abbildungen – 4 Tabellen – 8° – M 4,–

ISSN 0371-327X

SITZUNGSBERICHTE DER SÄCHSISCHEN AKADEMIE DER WISSENSCHAFTEN ZU LEIPZIG

Mathematisch-naturwissenschaftliche Klasse
Band 117 · Heft 7

BENNO PARTHIER

GENE, GENTECHNIK, GENMANIPULATION

Mit 7 Abbildungen

AKADEMIE-VERLAG · BERLIN
1984

Vorgetragen in der öffentlichen Sitzung am 15. April 1983
Manuskript eingereicht am 15. September 1983
Druckfertig erklärt am 31. Oktober 1984

Erschienen im Akademie-Verlag, DDR - 1086 Berlin, Leipziger Straße 3–4
© Akademie-Verlag Berlin 1984
Lizenznummer: 202 · 100/505/85
Printed in the German Democratic Republic
Gesamtherstellung: VEB Druckhaus „Maxim Gorki", 7400 Altenburg
LSV 1325
Bestellnummer: 763 421 1 (2027/117/7)

00400

INHALT

Dem Andenken meines hochverehrten Lehrers Kurt Mothes

(3. 11. 1900—12. 2. 1983) gewidmet.

Im Anfang war die genetische Information, sagt Manfred EIGEN [1], der sich neben einigen anderen Naturwissenschaftlern intensiver mit der molekularen Seite der Entstehung des irdischen Lebens auseinandergesetzt hat. Wir werden es wohl nie erfahren, ob molekulare Information den Beginn des Lebens auf unserem Planeten markierte. Gewiß ist jedoch, daß sie sehr früh manifest gewesen sein muß, denn sie war und ist eine der essentiellen Voraussetzungen zur Erhaltung des entstandenen Lebens.

1. Molekulare Grundlagen der genetischen Information

Die folgende Buchstabenreihe

...GAAAATTATGTGATAATTTACTCTTGGTTAGGATGACCCTAA...

enthält einen kleinen Ausschnitt aus einer bestimmten genetischen Information. An diesem Beispiel einer codierten biologischen Aussage wird ersichtlich, daß die Natur 4 Zeichen für die „Sprache des Lebens" verwendet: A, C, G und T. Die Zahl der Informationselemente für das genetische Alphabet ist damit um eins größer als im Morsealphabet, das bekanntlich drei Zeichen benutzt (Punkt, Strich, Pause).

Genetische Information liegt in einem für alle Lebewesen prinzipiell gleichartigen Genetischen Code verschlüsselt vor. Entzifferung und Umformung der Information unterliegt universell gültigen Regeln. Der bei der Dechiffrierung ablaufende Übersetzungsmechanismus formt die Nucleinsäureschrift in eine Proteinschrift (aus Aminosäuren als Buchstaben) um. Ein sinnvolles, reguliertes Zusammenspiel von Proteinen (Enzymen) und deren hoch- und niedermolekularen Produkten sowie stofflichen „Signalen" aus der Umwelt ergibt dann das, was wir Leben nennen, wobei die Ausprägungsformen dank stattgefundener Evolution in hohem Maße variabel erscheinen.

Die materielle Basis zur Speicherung der genetischen Information ist Desoxyribonucleinsäure (abgekürzt DNS), treffend als „Faden des Lebens" bezeichnet [2]. Denn Desoxyribonucleinsäuren sind verhältnismäßig lange, fädige Moleküle aus einigen hundert bis zehntausend Grundelementen, den Nucleotiden, die wiederum aus je einer Base, einem Zucker (Desoxyribose) und einem Phosphat aufgebaut sind. Während der Zucker-Phosphat-Anteil in allen Bausteinen identisch ist, sind die 4 Basen, die in unserem Textbeispiel den Buchstaben entsprechen, chemisch unterschiedlich: 2 davon sind Purine (Adenin & Guanin) und die beiden anderen Pyrimidine (Cytosin & Thymin).

Jeder Abschnitt eines DNS-Fadens, der eine biologisch sinnvolle Informationseinheit in sich birgt, wird Gen genannt. In den meisten Fällen enthält ein Gen die Information zur Synthese eines bestimmten Proteins. Die DNS-Fäden mit den nacheinander aufgereihten Genen bilden durch Vernetzung mit spezifischen Eiweißen dreidimensionale Grundstrukturen, Nucleosomen, die wiederum ein Chromosom aufbauen. Die Gesamtheit der Chromosomen und damit aller Gene einer Zelle bezeichnen wir als Genom. Es befindet sich in der Regel abgegrenzt im Zellkern oder Nucleus. (Nur bei den einfacher aufgebauten Zellen der Bakterien und anderer Prokaryoten fehlen umgrenzende Membranen; wir sprechen hier von Nucleoiden). Der Kern ist die Steuerzentrale einer Zelle, die morphologisch-strukturelle Form, die den funktionellen genetischen Inhalt umschließt.

Um diese definitorische Sammlung dem Fachfremden etwas anschaulicher zu machen, wollen wir die genannten molekularen und zellulären Strukturen in ein Bild aus dem Alltag projizieren: Setzen wir Zelle gleich Land, dann entspricht der Zellkern einer Stadt (der Metropole; auch in einer Zelle gibt es außerhalb des Zellkerns noch weniger bedeutendes, gewissermaßen „provinzielles“ genetisches Material). Ein Chromosom ist einem Stadtviertel vergleichbar, der DNS-Faden in einem Nucleosom wäre einem Straßenzug äquivalent, Gen stünde für Haus, und ein Nucleotid bedeutete einen Mauerstein in diesem Gebäude. — Es ist die unverwechselbare Folge dieser Bausteine, die der „Stadt“ und dem „Land“ des Gepräge geben.

Zur Erklärung der molekularen Mechanismen, die Speicherung, Erhaltung und Abgabe von genetischer Information bewirken, müssen wir das geniale Modell von CRICK und WATSON [3] heranziehen, die doppelspiralige Struktur des DNS-Moleküls (Abb. 1), auch Doppelhelix genannt. Danach besteht jeder DNS-Faden aus 2 Strängen, die schraubenartig eine imaginäre Achse umwinden und die durch Wasserstoffbrücken zwischen je einer Purin- und einer Pyrimidinbase zusammengehalten werden ($A{=}T$, $G{\equiv}C$).

Der Experimentator kann die Doppelhelix durch drastische physikalische oder chemische Methoden in beide Einzelstränge trennen; biologisch, in der Zelle, besorgen das spezifische Enzyme, Polymerasen genannt. Diese Enzyme schmelzen den Doppelstrang auf, und im gleichen Arbeitsgang fügen sie entsprechend der Basenkomplementarität neue Bausteine an die beiden Einzelstränge an, so daß jedem alten Einzelstrang ein neuer, in seiner Zusammensetzung komplementärer Strang zugeordnet wird. Aus einer elterlichen Doppel-

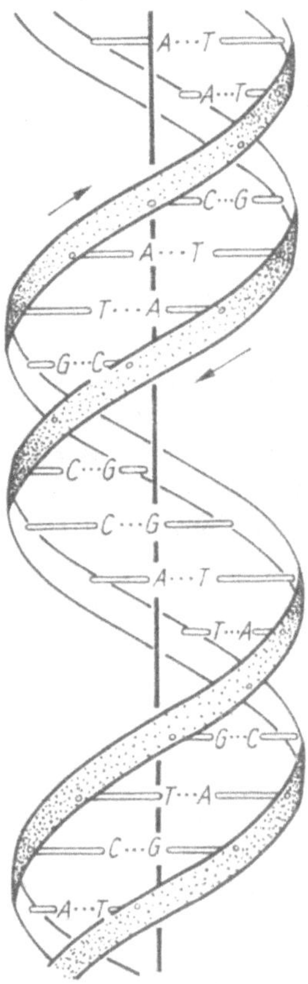

Abb. 1. Das Modell der DNS-Doppelspirale nach Watson und Crick [3].
Die Basen A...T und C...G bilden über Wasserstoffbrücken eine gegeneinander versetzte Schraubenstruktur, die sich um eine imaginäre Achse windet. Die eingezeichneten „Bänder" symbolisieren die untereinander verbundenen Desoxyribose-Phosphat-Moleküle.

helix sind zwei zwar chemisch identische, strukturmäßig jedoch ungleichartige, gewissermaßen spiegelbildlich sich entsprechende Tochterhelices hervorgegangen. Bei diesem Vorgang semikonservativer DNS-Reduplikation ist die genetische Information nicht nur qualitativ erhalten worden, sie hat sich auch vermehrt. Das ist die simple molekulare Erklärung für alle Fortpflanzungs- und Vererbungsvorgänge. Es ist aber auch die dialektische Beziehung zwischen der Erhaltung des invarianten Erbmaterials und der Entstehung von neuer Erbsubstanz.

Die Transkription ist der zweite molekularbiologische Grundprozeß, den wir für das Verständnis unseres Themas benötigen. Hierbei wird genetische Information aus dem DNS-Molekül in ein RNS (Ribonucleinsäure)-Molekül umkopiert. Erst die in RNS-Sequenzen umgeschriebene Information kann danach in einem dritten Grundprozeß, der Translation, in die Aminosäure-Folge eines Eiweißes übersetzt werden.

Im Verlauf der Transkription wird die DNS-Doppelhelix durch RNS-Polymerasen lokal in Einzelstränge aufgeschmolzen. Am sogenannten codogenen Strang wird eine neue Polynucleotidkette aufgebaut, wobei anstelle des Thymins der Baustein Uracil, ein anderes Pyrimidin, eingefügt wird. Der Ersatz eines Bausteins durch einen anderen bewirkt nicht nur andere physikalisch-chemische Eigenschaften, sondern bedeutet auch andere Funktion bei der Genausprägung. Diese Funktion besteht darin, die genetische Information, die nun in der Basensequenz der RNS vorliegt, als Botschaft, als message, aus dem Zellkern heraus in das Zellplasma zu bringen. Dieser RNS-Typ wird daher Messenger-RNS genannt; er sichert die Übersetzung der genetischen Information in Eiweißketten von bestimmter Aminosäurefolge während des Translationsvorgangs.

Es würde hier zu weit führen, auf den sehr diffizilen Translationsprozeß im einzelnen einzugehen. Nur darauf sei hingewiesen — und damit kommen wir auf die eingangs angedeuteten Codierungsverhältnisse zurück — daß jeweils drei Basen, die in bestimmter Reihenfolge in einer Nucleinsäure angeordnet sind, die genetische Information für eine bestimmte Aminosäure darstellen. Da 4 verschiedene Nucleinsäurebasen die 20 verschiedenen Aminosäuren, die alle Eiweißketten aufbauen, genetisch richtig anordnen müssen, reicht ein Duplett-Code nicht aus ($4^2 = 16$ Codewörter). Ein Triplett-Code ($4^3 = 64$ Codewörter) entspricht mehr als der dreifachen Codierungskapazität, die theoretisch benötigt würde; die Natur macht jedoch von allen 64 Möglichkeiten Gebrauch. So werden die meisten Aminosäuren durch mehrere DNS-Codewörter dirigiert.

Man nennt dies die Degeneriertheit des Genetischen Codes. Für die Aminosäure Leucin z. B. sind es sechs Tripletts, nämlich CUG, CUU, CUA, CUC, UUA und UUG. Für die Aminosäuren Methionin oder Tryptophan dagegen gibt es nur je ein Codewort, AUG bzw. UGG.

Die Decodierung der Information und Übersetzung in die entsprechenden Aminosäuren als Bausteine der Proteine findet an den Ribosomen statt, vergleichsweise riesigen multimeren Komplexen aus Ribonucleinsäuren und basischen Eiweißen. Die Ribosomen liegen als Polyribosomen perlschnurartig an Messenger-RNS aufgereiht in der Zelle vor; beim Übersetzungsvorgang bewegen sie sich am RNS-Faden entlang. In einer Reihe von Reaktionsschritten wird in räumlicher und zeitlicher Koordination an diesem Multienzymkomplex Aminosäure für Aminosäure, vorher „passend gemacht" über Bindung an Transfer-RNS, angelagert und miteinander peptidisch zu langen Eiweißketten verknüpft. Den „Erkennungsvorgang" für die jeweils „richtige" Aminosäure bewirkt eine Basenpaarung (über reversible Wasserstoffbrücken-Bildungen) zwischen dem Code-Triplett der Messenger-RNS und einem entsprechenden Anticodon-Triplett in der Transfer-RNS, welche eine bestimmte Aminosäure esterartig zu binden vermag, unter Mithilfe eines spezifischen Enzyms.

2. Organisation der Gene

Das Darmbakterium *Escherichia coli* (*E. coli*), ein Name, der uns im weiteren Verlauf noch mehrfach begegnen wird, wichtigstes Versuchskaninchen, aber auch Paradepferd von Molekularbiologen und Gentechnikern, verdoppelt sich bei optimalen Wachstumsbedingungen innerhalb von 20 Minuten. In dieser kurzen Zeitspanne wird ein neues Lebewesen konstruiert, dessen Bauplan im *E. coli*-Genom, einem einzigen, ringförmigen DNS-Molekül von 1,4 mm Länge untergebracht ist. Dieser Länge entspricht eine genetische Kapazität von 4,3 Millionen Basenpaaren. Sie verkörpern etwa 3500 Gene, die alle in den 20 min verdoppelt und in zeitlich gestaffelter Ordnung ausgeprägt, d. h. in RNS und Eiweiße umgeformt werden müssen. In *E. coli* wird praktisch jede Base zur Informationsspeicherung und -abgabe genutzt.

Vergleichen wir dagegen den Genbestand einer Säugetierzelle, dann enthält ein Genom 1000mal mehr DNS als im Genom von *E. coli* vorhanden ist, aber es werden nur 10—50mal mehr Gene ausgeprägt. Welche Funktion mögen die 90% „überschüssigen" DNS-Anteile haben? Stammen sie aus dem „Mülleimer der Evolution"? Es gibt verschiedene Ansichten und einige Hypothesen darüber, doch können wir diese Vorstellungen hier nicht weiter verfolgen.

Wir stellen fest, daß die informationstragenden, sogenannten unikalen DNS-Sequenzen der Genome in eine große Menge nichtinformativer, repetitiver und redundanter DNS-Sequenzen eingebettet sind. Dieser mosaikartige Wechsel von Gen-DNS und Nichtgen-DNS im Genom setzt sich bis in die Struktur einzelner Gene fort. Ein Gen kann in mehrere DNS-Regionen gespalten sein, unterbrochen durch eingeschobene DNS-Stücke, Intronen genannt, die selbst keine Information für das Genprodukt tragen (Abb. 2). Die Genstruktur mit allen Insertionen wird jedoch als ganzes in einem Zuge umkopiert. Dabei oder danach werden die mit den „überflüssigen" Basen beladenen Vorläufer-mRNS gekürzt, d. h. die nicht-informativen Stücke werden durch kaum bekannte Enzyme ausgeschnitten und die informationstragenden Teile verschmolzen, gespleißt, wie der Fachausdruck dafür heißt.

Die „gespaltenen Gene" haben das Verständnis der Genexpression nicht einfacher gemacht. Noch verwirrender wurde die Lage, als vor wenigen Jahren „springende Gene" (Transposons) entdeckt wurden, die sich zeitweilig oder auch für immer aus ihrem festen DNS-Verband lösen können, um sich an anderen Stellen des Chromosoms oder Genoms einzunisten. Es sind Genfunktionen kontrollierende Elemente, die sich derartig unkonservativ verhalten und Genbestände viel schneller und drastischer zu verändern vermögen als man sich im Zeitalter der kleinen mutativen Schritte hatte vorstellen können. Wahrscheinlich waren und sind die „springenden Gene" die sprichwörtlichen Hechte im Karpfenteich der Evolution. — Doch auch hier muß es bei Andeutungen bleiben.

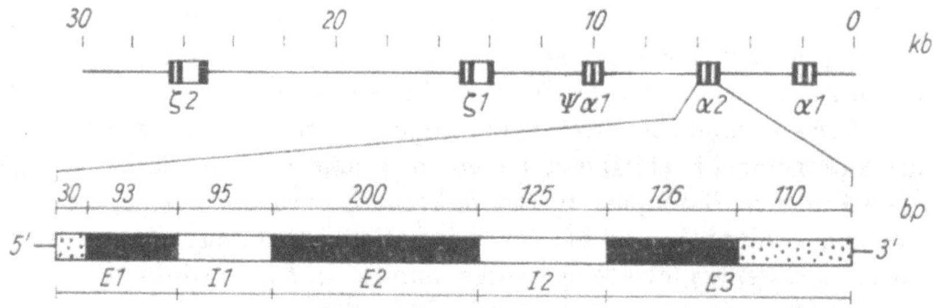

Abb. 2. Schema des „gespaltenen" Gens α 2 für Humanglobin mit Intron- und Exon-Anteilen (Aus [25])

Im oberen Teil sind die fünf Humanglobin-Gene des Chromosoms 16 eingezeichnet; der untere Teil zeigt das Gen α 2 herausvergrößert. E1, E2, E3 (schwarze Anteile) sind informationstragende Teile (Exons), I1 und I2 = Introns. Zahlenangaben in Tausend Basenpaaren (Kb, oben) bzw. Basenpaaren (bp)

Sehen wir uns ein typisches Gen näher an. Äußerlich eine ununterbrochene Kette von Nucleotidpaaren darstellend, besteht es aus mehreren funktionellen Abschnitten (Abb. 3). Man kann grob zwei Teile unterscheiden: Die helle Region trägt die genetische Information z. B. für ein Protein. Man nennt sie S t r u k t u r g e n. Es kann, wie erwähnt, in mehrere Teile zergliedert (gespalten) vorliegen. Davor und auch dahinter findet man Basensequenzen (schraffiert), die nicht transkribiert werden, aber für den Transkriptionsvorgang selbst bzw. dessen Regulation sehr wichtig sind. Diese Teile enthalten Signalsequenzen, molekulare Zeichen für das Anschalten oder das Abschalten des Transkriptionsvorgangs für das Strukturgen.

Signalsequenzen wie Promotor, Terminator sind jene DNS-Regionen außerhalb der Strukturgene, an denen die RNS-Polymerase erfährt, wo sie ihre

Arbeit aufnehmen und wo wieder niederlegen soll. Diesem katalytischen Vorgang vorauszugehen hat eine Bindung des Enzyms an die DNS, und die Bindung wiederum erfordert ein molekulares „Erkennen“ der Bindungsregion. Erkennungsort, Bindungsstelle, Kettenstart und Terminationsort sind aber nichts anderes als jene Positionen im DNS-Doppelstrang, deren Basen mit bestimmten Aminosäuren in der Polypeptidkette des Enzyms sehr spezifische Wechselwirkungen eingehen. Physikochemische Wechselbeziehungen zwischen Nucleinsäurebasen einerseits und den Aminosäuren der beteiligten Proteine andererseits sind Alpha und Omega auf allen Ebenen der Vermittlung und der Ausprägung genetischer Information.

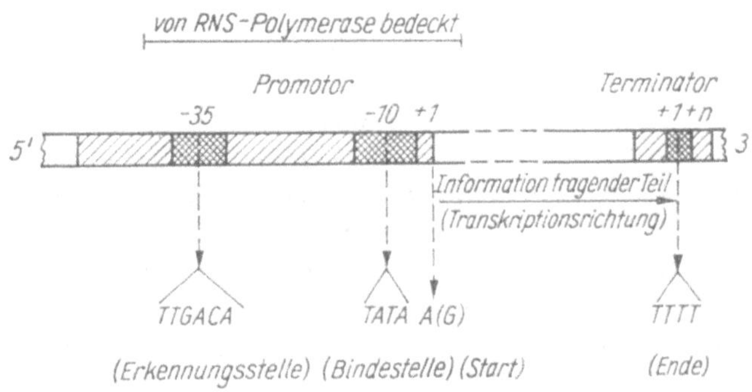

Abb. 3. Schema der Verteilung von Basengruppierungen, die Kontrollfunktionen für die RNS-Polymerase beim Transkriptionsvorgang eines Gens wahrnehmen. Erklärungen im Text

In Abbildung 3 zeigen Anschalte- und Abschalteregionen in der Feinstruktur kurze Abschnitte von wenigen Basen, die in fast allen bisher aufgeklärten Gen-Sequenzen konstant sind; bei —35 „stromaufwärts“ liegt mit TTGACA die Erkennungsregion für die RNS-Polymerase. Fehlt diese, kommt es nicht zur Bindung der Polymerase (am DNS-Ort —10), auch wenn die TATA-Sequenz des Bindungsortes vorhanden ist. Die Transkription eines Gens wird abgeschaltet, wenn die Polymerase die Sequenz TTTT erreicht, die offenbar in einer Schleife des DNS-Stranges sich befindet, denn nicht jedes TTTT bedeutet Entbindung des transkribierenden Enzyms.

Um die Problematik nicht weiter zu komplizieren, wurde in der Skizze nur auf die Interaktionen zwischen DNS-Faden und RNS-Polymerase hingewiesen. *In natura* binden an die Signalsequenzen noch weitere Proteinfaktoren mit spezifischen Helferfunktionen für den kontrollierten Ablauf des Transkriptionsvorgangs.

Die exakte Bestimmung der Basenfolgen in Genen ist eine wichtige Voraussetzung nicht nur für unser Verständnis zum Wirken der Gene, sondern war auch für die Entwicklung der Gentechnik von entscheidender Bedeutung. Die verwendeten Methoden sind mit den Namen der Nobelpreisträger SANGER [5] und GILBERT [6] verbunden, und deren Pionierarbeiten ist es weitgehend zu verdanken, daß innerhalb weniger Jahre einige Tausend Gensequenzen entziffert wurden, die in DNS-Datenbanken gespeichert werden. Mit zunehmender Automatisierung der Sequenzbestimmungen durch verstärkten Einsatz von Mikroprozessoren werden in jedem kommenden Jahr mehr Gensequenzen bestimmbar. Hochrechnungen zufolge dürfte um das Jahr 2000 das gesamte Genom des Menschen, das aus fast 10^{10} Nucleotiden besteht, in seiner molekularen Abfolge und deren Variationen bekannt sein.

3. Gentechnik

Die Gentechnik, oder präziser ausgedrückt, die Technik zur Herstellung rekombinanter DNS, ist eine noch junge Disziplin der Molekularbiologie. Ihre Geburtsstunde liegt etwa 10 Jahre zurück, sie läßt sich recht genau datieren durch das erste einschlägige Experiment von Paul BERG [7]. Nach einer mehrjährigen Latenzzeit hat in den letzten Jahren eine stürmische Entwicklung eingesetzt, nicht zuletzt gefördert durch die oben genannten Methoden der DNS-Sequenzierung. Die Begriffe „Gentechnologie", „Genchirurgie" und „Genmanipulation" sind inzwischen, auch durch Meldungen in der Tagespresse, einer breiten Öffentlichkeit geläufig. Vor wenigen Jahren noch mit einem Anflug von Science Fiction behaftet, ist das Hantieren mit Erbmaterial inzwischen in vielen Laboratorien der Welt zum täglichen Brot geworden.

Unter „Gentechnik" versteht man ein molekulargenetisches Methodenspektrum, aus dem nur die wichtigsten Prinzipien, weniger die Einzelheiten, vorgestellt werden sollen. Voraussetzung ist die Isolierung von reiner DNS bzw. von Genen aus biologischem Material. Drei methodische Grundlagen der Gentechnik müssen besonders hervorgehoben werden:

a) Zerschneiden der isolierten DNS-Moleküle in definierte Fragmente;
b) Verbindung von zwei oder mehr DNS-Fragmenten unterschiedlicher Herkunft zu rekombinanter DNS, d. h. zu einem DNS-Stück von hybrider Natur. Eins der Fragmente hat in der Regel den Charakter eines *Vektors*, mit dessen Hilfe
c) die rekombinante DNS in Empfängerzellen eingeschleust, vermehrt und schließlich ausgeprägt wird.

Vor etwa 20 Jahren entdeckten der Schweizer ARBER [8] und danach der Engländer ROBERTS [9] unabhängig voneinander in Bakterien bestimmte Enzyme, die doppelsträngige DNS-Moleküle an bestimmten Stellen zu zerteilen vermochten. Sie werden **Restriktionsenzyme**, Restriktasen oder Restriktionsnucleasen genannt. Unterdessen sind mehr als 200 verschiedene Arten bekannt. Auf Grund ihrer hohen Erkennungsspezifität gegenüber distinkten Sequenzen zerschneiden sie eine DNS-Kette an einer ganz bestimmten Aufeinanderfolge von Basen, die für das jeweilige Enzym charakteristisch ist. Da die Basenfolgen statistisch vorgegeben sind, erkennen die meisten Enzyme nur wenige Schnittstellen in einem DNS-Doppelstrang. — Restriktasen benutzt die Natur als Abwehrinstrumentarium der Zellen gegen fremde Eindringlinge.

In Abbildung 4 sind vier verschiedene Beispiele von Restriktionsenzymen aufgezeichnet. Die ausgeschriebenen Buchstaben sind jene Basen, die in der

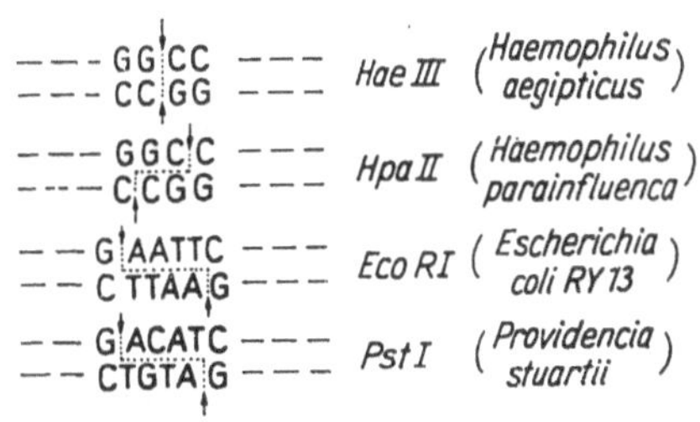

Abb. 4. „Schnittmuster" von vier verschiedenen Restriktionsnucleasen (Hae III, Hpa II, EcoRI und Pst I) im DNS-Doppelstrang. Erklärungen im Text

gegebenen Reihenfolge als Erkennungsmarken für das jeweilige Enzym dienen. Mindestens 8 Basen scheinen zur Erkennung notwendig zu sein; meistens jedoch sind es 10—12. Die Schnitte werden zwischen zwei bestimmten, für das jeweilige Enzym charakteristischen Basen durchgeführt. Die beiden oberen Enzyme z. B. spalten das gleiche Basenoktett aus G und C, aber an verschiedenen Stellen, entweder zwischen G und C (Hae III), oder zwischen C und C (Hpa II). Die unteren Enzyme schneiden beide zwischen G und A, aber da die Basenfolgen in der Nachbarschaft der Schnittstellen sich unterscheiden, werden in einem langen DNS-Molekül Eco RI und Pst I eine verschiedene Anzahl von Schnittstellen setzen, mit dem Ergebnis unterschiedlich langer DNS-Fragmente.

Übrigens setzt sich die Bezeichnung der einzelnen Enzyme zusammen aus dem Anfangsbuchstaben des Gattungsnamens plus den beiden ersten Buchstaben des Artnamens der Bakterien, aus denen sie isoliert wurden (Neuere Übersicht bei [9]).

Es gibt Restriktionsenzyme, die glatte Schnittstellen hinterlassen, andere erzeugen überlappende Enden. Letztere sind die wichtigeren. Sie schaffen die Möglichkeit, Genstücke aus zwei DNS-Fäden herauszuschneiden und beide Stücke paßgerecht zu verbinden. Wie ein Tischler beim Bau einer Schublade aus verschiedenen Brettern Nut und Zapfen aussägt, die genau aufeinander abgestimmt sind, so schneidet eine bestimmte Restriktionsnuclease einander entsprechende Stücke mit sehr charakteristischen Schnittmustern aus unterschiedlichen DNS-Molekülen heraus. Die Verbindung der überlappenden Endstücke besorgen wiederum Enzyme, Ligasen, welche die freien, offenen Schnittenden in relativ unspezifischer Weise wieder zusammenfügen (Abb. 5). Auf diesem Wege läßt sich aus zwei oder mehr verschiedenen DNS-Molekülen ein bisher nicht vorhandenes rekombinantes DNS-Molekül herstellen.

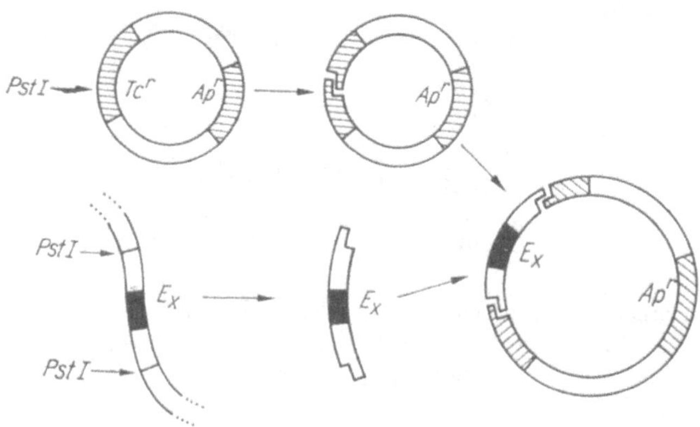

Abb. 5. Einfaches Schema der Herstellung einer rekombinanten DNS.
Die ringförmige DNS mit den Genen für Tetracyclin- und Ampicillin-Resistenz (Tc^r bzw. Ap^r) wird durch die Restriktionsnuclease Pst I aufgeschnitten. In ähnlicher Weise wird aus einer anderen DNS die Region Ex herausgetrennt. Mit Hilfe einer DNS-Ligase wird diese Region paßgerecht in die Tc^r-Region des ringförmigen DNS-Moleküls eingefügt. Die Vergrößerung des Rings und der Verlust des intakten Tc^r-Gens werden zum Nachweis einer erfolgreichen Ex-Insertion benutzt.

Der unter c) genannte Aspekt betrifft die Vermehrung und das Einschleusen der neu geschaffenen Erbkombination in eine Zelle, denn mit einer winzigen Zahl an hybriden DNS-Molekülen, die man in den Reagensglas-Experimenten erhält, läßt sich nur wenig anfangen. Sie zerrinnen dem „Geningenieur" zwischen den Fingern. Er muß das Produkt seiner Kreation identisch vermehren. Der Fachausdruck für vegetative Vermehrung heißt klonieren. Der Gentechniker stellt somit Klone rekombinanter DNS her, am einfachsten in Bakterien, wobei es ihm gelingen muß, die DNS-Moleküle unversehrt in

Bakterienzellen einzubringen. Das geschieht mit Hilfe eines molekularen Vehikels, eines Vektors. Seiner Natur nach ist dieser nichts anderes als DNS, allerdings stammt diese aus Bakteriophagen (also Bakterienviren) oder Plasmiden; in beiden Fällen sind es relativ kleine DNS-Moleküle. ($3-50 \times 10^3$ Basen).

Wir wollen hier nur auf die Plasmide eingehen. Plasmide sind ringförmige, doppelsträngige DNS-Moleküle, die zusätzlich zum großen Genom in einer Bakterienzelle existieren. Sie tragen ebenfalls Gene, z. B. solche für die Resistenz der Bakterien gegenüber Antibiotika. Abbildung 6 zeigt eines der am häufigsten als Vektoren zur Genübertragung benutzten Plasmide, pBR 322. Es besteht aus 4361 Basenpaaren, was einem Molekulargewicht von 2,7 Millionen Dalton entspricht. Auf dem äußeren Ring sind Zahl und Lage der Schnittstellen verschiedener Restriktionsenzyme eingezeichnet, die die oben gemachten Aussagen über die „Schnittmuster"-Verteilung in DNS bestätigen. — Plasmide vermehren sich weitgehend unabhängig von der Reduplikationsrhythmik des Bakterienchromosoms. Wegen ihrer abweichenden Größe und unterschiedlicher Basenzusammensetzung läßt sich die Plasmid-DNS von der bakteriellen Genom-DNS z. B. in einer Ultrazentrifuge abtrennen und rein darstellen.

Absichtlich wurde in Abbildung 5, welche eine rekombinante Genverschmelzung zeigt, ein ringförmiges DNS-Molekül mit Genen für Tetracyclin- und Ampicillin-Resistenz ausgewählt; es war als Modell eines Plasmids gedacht. So wenig Antibiotika-Resistenz von Medizinern geschätzt wird, so unersetzlich ist diese Eigenschaft für die Gentechnik: Nach Zugabe des jeweils geeigneten Antibiotikums in das Wachstumsmedium gelingt es, Bakterienzellen mit dem Resistenzmaterial, das bei der Herstellung der rekombinanten DNS nicht zerstört wurde (in unserem Falle die Resistenz gegen Ampicillin), herauszufinden. Die gegen Tetracyclin resistenten Zellen sind dagegen uninteressant; sie enthalten wohl Plasmide, aber diese Plasmide tragen keine rekombinanten Gen-Sequenzen. Der Experimentator kann wie ein Detektiv mit antibiotischen Mitteln recherchieren, um jene Bakterienzellen herauszufinden, die Plasmide mit dem gesuchten neuen Gen in sich tragen. Man kann diese Bakterien in unbegrenztem Maße vermehren und unabhängig davon die Plasmidzahl in einer Zelle erhöhen.

Wenn das für die Zelle neuartige Gen X in mRNS umkopiert und daraus in Eiweiß übersetzt wird, ensteht ein Lebewesen mit einer neuen Eigenschaft, nämlich mit der Eigenschaft, das Endprodukt des Gens X zu erzeugen. Setzen wir X = Insulin, einem wichtigen Hormon, dann wäre eine gentechnisch Insulin erzeugende Bakterienkultur hergestellt. Damit befinden wir uns bereits mitten in der Genmanipulation.

Zuvor ist jedoch noch ein wichtiger gentechnisch-methodischer Gesichtspunkt einzuflechten. Wie findet man das Gen X unter den 50000 Genarten heraus, die im DNS-Bestand einer eukaryotischen Zelle vorhanden sind? Dazu bedient man sich der folgenden einmaligen Inkonsequenz der Natur. Eingangs haben wir gesagt, daß eine bestimmte mRNS die basenkomplementäre, gewissermaßen „negative“ Kopie des transkribierten DNS-Stranges

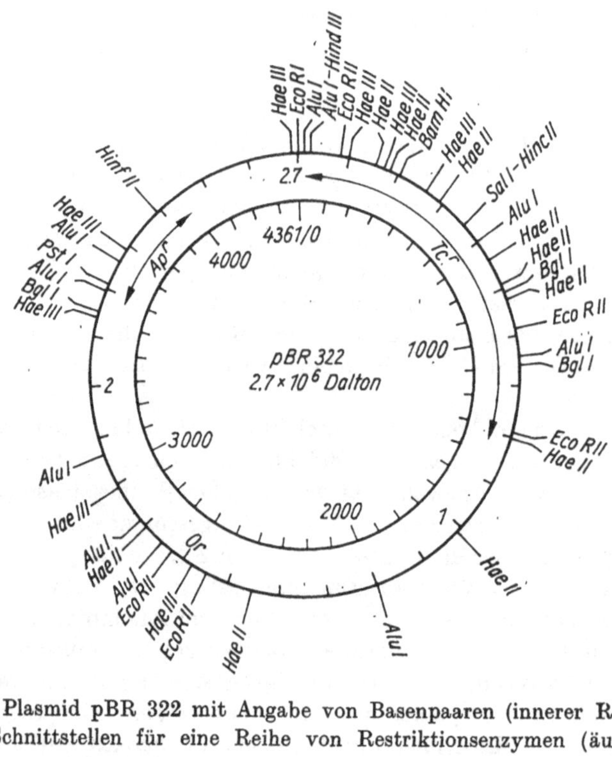

Abb. 6. Das Plasmid pBR 322 mit Angabe von Basenpaaren (innerer Ring) und der Lage von Schnittstellen für eine Reihe von Restriktionsenzymen (äußerer Ring). Resistenz für Ampicillin und Tetracyclin sind mit Ap^r und Tc^r angedeutet. Aus [10]

ist und daß der gerichtete Fluß der genetischen Information stets von der DNS über die RNS in das Protein verläuft. Das galt als molekularbiologisches Dogma noch vor 15 Jahren, bis Revertase und der Vorgang der Umkehrtranskription entdeckt wurden.

In bestimmten Viren wird dieses Enzym Revertase, auch Retrotranskriptase genannt, vorgefunden. Mit seiner Hilfe kann man aus einer RNS eine DNS machen. Zuerst entsteht aus der RNS-Matrize ein RNS-DNS-Hybridmolekül. Der neue DNS-Anteil davon redupliziert sich zu einer doppelsträngigen komplementären DNS (cDNS). Einer der beiden Stränge enthält die genetische Information, die in der Ausgangs-DNS vorhanden war.

Eine spezielle mRNS kann aus hier nicht zu erörternden Gründen leichter isoliert werden als das entsprechende Gen.. Ist die Reinigung einer mRNS z. B. für Insulin gelungen, dann kann man mit Hilfe der Umkehrtranskription und einer weiteren Enzymkombination aus terminaler Transferase und

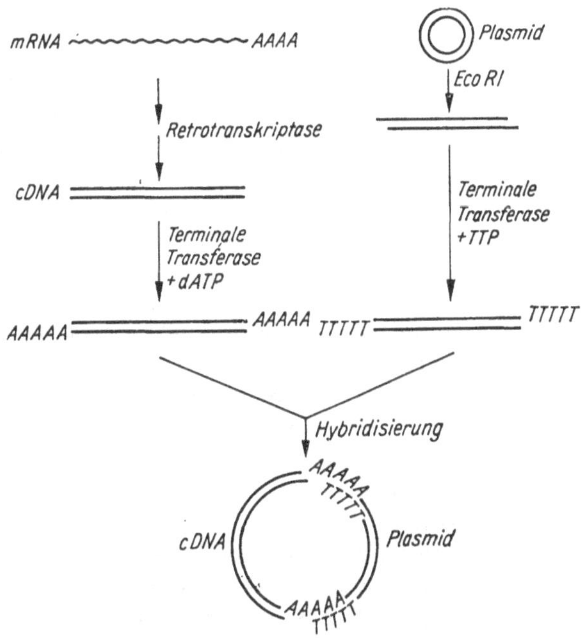

Abb. 7. Schematische Darstellung der Gewinnung von cDNS (d. h. eines Gens) aus poly(A)-haltiger mRNS und die Einfügung dieser cDNS in ein Plasmid als Vektor zur Genübertragung.
Einzelheiten im Text

Ligase das gewünschte Insulin-Gen herstellen und dieses wie bereits beschrieben klonieren. Diese genannten Prozesse sind in Abbildung 7 dargestellt:

Messenger-RNS, die man wegen des sogenannten Poly(A)-Anteils (eine 50 bis 100 Basen zählende Sequenz nur aus Adenin-Resten [= Polyadenylsäure] befindet sich am 3'-Ende solcher mRNS-Moleküle) relativ leicht von den anderen RNS-Arten isolieren kann, wird mittels Retrotranskriptase zu cDNS umkopiert, die allerdings — abweichend von einer Spaltung durch Restriktionsnucleasen — keine überlappenden Enden enthält. Man muß sie künstlich anbauen („schwänzen") mit Hilfe der Terminalen Transferase, die nach dem Angebot von einer bestimmten Bausteinsorte (dATP), AAA...

nacheinander anreiht. Analog dazu verfährt man mit dem Plasmid, das als Vehikel dienen soll. Es wird ein Restriktionsenzym aufgeschnitten, enzymatisch so abgebaut, daß glatte Enden für die Terminale Transferase vorliegen und ein „Schwanz" aus A-komplementären Basen, also TTT ..., angehängt. Ligase verbindet beides zu einer rekombinanten DNS aus cDNS und Plasmid-DNS.

Dieser skizzierte Weg, um zum Produkt einer rekombinanten DNS zu gelangen, erscheint umständlich, ist z. Z. aber noch der sicherste und bedarf eines geringen Aufwands. Eine andere Möglichkeit, die gesamte DNS-Population mit Hilfe verschiedener Restriktionsenzyme zu fragmentieren und aus dem Fragmentgemisch das gewünschte Gen herauszuangeln, erscheint zwar wie das Suchen der besagten Stecknadel im Heuhaufen, wird jedoch durch verbesserte Hybridisierungstechniken chancenreicher. Dieses Verfahren hat den Vorteil, daß eventuelle Fehler beim Umkehrkopierungsvorgang von der mRNS in die cDNS nicht auftreten. Noch wichtiger: dadurch können Gene mit den nicht transkribierten regulatorischen Regionen gewonnen und kloniert werden, die bei den aus mRNS entstandenen cDNS-Molekülen fehlen müssen.

Ein dritter Weg schließt die Chemosynthese von Genen ein [10]. Obgleich vor 5 Jahren in KHORANAS Laboratorium die erste Gensynthese gelang [11] – es wurde die DNS-Sequenz für die aus 76 Basen bestehende Alanin-Transfer-RNS in mühevollen chemischen Reaktionsschritten synthetisiert – war das Reagensglasprodukt biologisch kaum aktiv. Ähnliche Schwierigkeiten wurden von chemischen Gensynthesen für Insulin berichtet. Seit jüngerer Zeit jedoch können Oligonucleotide als Bausteine für längerkettige Polynucleotide in vollautomatisch arbeitenden „DNA-Synthesizern" hergestellt werden. Gewiß ist dies ein weiterer Meilenstein zur Chemosynthese biologisch aktiver Gene.

4. Genmanipulation

Mit Hilfe der bisher geschilderten Techniken ist es möglich, den Genbestand einer Zelle oder eines Organismus zu manipulieren [12], wenn wir dieses leicht negative Assoziationen erweckende Wort gebrauchen wollen. Voraussetzung dafür ist die Übertragung eines Fremdgens – Gentransfer – der die Zelle oder den Organismus genetisch „transformiert". Neben den bereits vorgestellten DNS-Vektoren gibt es noch weitere Möglichkeiten der Genübertragung, auf die hier nicht eingegangen werden kann (vgl. [13]). Mithin kann man Lebewesen verändern, gezielt verändern, um den Vorgang von zufälligen Veränderungen durch Mutationen abzugrenzen. Man kann neue Eigenschaften erzeugen oder gar neue Lebewesen; man könnte in das Gewand eines „Schöpfers" schlüpfen und quasi in die Evolution „hineinpfuschen". Die Denkmöglichkeiten erscheinen unbegrenzt und beängstigend zugleich. Was ist wirklich machbar?

Wie bereits erwähnt, wurde im Jahre 1972 die erste im Reagensglas rekombinierte DNS hergestellt. Das geschah in Kalifornien im Laboratorium von Paul BERG. Er spaltete durch Restriktionsenzyme, fusionierte und klonierte das sehr kleine Simian Virus 40 (abgekürzt SV 40). Dessen ringförmige DNS bietet nur fünf Genen Platz, ist gewissermaßen ein Modellvirus. Seine DNS-Sequenz wurde als erste bis ins kleinste Detail aufgeklärt. Die Verwendbarkeit für gentechnische Experimente schien allerdings bedenklich, weil es in Nagetieren und auch in Gewebekulturen tierischer Zellen Tumoren erzeugt. Vielleicht war dieses Zusammentreffen von gelungener Rekombination eines neuen Gens mit der Tatsache, daß dieses rekombinante Gen krebserregende Eigenschaften hatte, einer der Gründe, die Paul BERG und andere Molekulargenetiker nicht eher ruhen ließen [14], bis sie strikte Sicherheitsrichtlinien für das Arbeiten mit rekombinanter DNS durchgesetzt hatten, die andere Länder in mehr oder minder veränderter Form übernahmen. Mittlerweile jedoch haben sich die meisten der ursprünglichen Befürchtungen nicht bestätigt. Die Richtlinien wurden entweder wieder aufgehoben oder weitgehend durchlöchert. Nicht zuletzt siegte die Erkenntnis, daß Forscherdrang noch nie vor administrativen Schranken halt gemacht hat. Schließlich fanden viele Wissenschaftler Wege, um die Richtlinien zu umgehen. Seit einigen Jahren laufen in vielen Ländern die Arbeiten an der Erbsubstanz nicht mehr am Gängelband institutioneller oder staatlicher Kontrollen. Vielmehr zeigen die neueren Forschungsergebnisse, daß die Molekulargenetiker in der Lage sind, die Zügel ihrer Wissenschaft fest in den Händen zu halten. Was ist seitdem geschehen? Wo führt die Entwicklung hin?

Aus der Fülle der vorliegenden Ergebnisse möge die heutige Situation an drei organismisch unterschiedlichen Beispielen demonstriert werden: Eingriffe in das Erbmaterial von Bakterien, von Pflanzen und von Tieren. Auf mögliche Konsequenzen wird dann ebenfalls eingegangen.

a. *Bakterien*

Als mikrobielles Beispiel sei die gentechnische Erzeugung von Interferon in Bakterien ausgewählt, zur Zeit wohl der hoffnungsvollste Beitrag, daß Gentechnologie, für medizinisch-therapeutische Zwecke genutzt, der Wirtschaft und der Gesellschaft dienen könnte.

Interferone sind Eiweiße (Glykoproteine), die besonders in Säugetierzellen auf exogene Reize hin gebildet werden. Sie wirken bei den Abwehrreaktionen der Organismen gegen Virusinfektionen in geringsten Mengen, weisen also eine außerordentlich hohe biologische Aktivität auf. Zellen, die einmal von einem Virus gleich welcher Art befallen wurden, erscheinen bei einer zweiten

Infektion immun. Im eigentlichen Sinne ist der antivirale Effekt der Interferone ein antizellulärer Effekt; die Zelle wird derartig verändert, daß eine Virusproduktion darin nicht mehr möglich ist. Da manche Krebskrankheiten von Viren induziert werden können, richteten sich die Hoffnungen auch auf eine Krebstherapie durch diese Eiweiße. Parallel damit geht die Beobachtung einer antiproliferativen Wirkung von Interferonen auf wachsende Zellen, demzufolge auch auf Tumorzellen. Der Einsatz von Interferon in der Krebstherapie hatte Schlagzeilen gemacht nach recht optimistischen Berichten schwedischer Wissenschaftler an Osteosarkomen, besonders bösartigen Knochentumoren. Allerdings wurden die Hoffnungen wieder gedämpft durch neuere amerikanische Großversuche, bei denen eine Behandlung verschiedener Krebsarten mit Leukocyten-Interferon weit weniger positive Resultate zeitigte.

Dennoch oder gerade wegen der sich widersprechenden Befunde werden Experimente in vielen Kliniken der Welt fortgesetzt. Als Folge davon ist die Nachfrage nach Interferon weit größer als das Angebot, das auf Interferonen aus tierischen Zellkulturen beruht. Die Extraktion benötigter Proteinmengen ist mühsam und wegen der komplizierten Reinigungsprozeduren außerordentlich kostspielig. Der Versuch und die Versuchung lagen daher sehr nahe, Interferone gentechnisch zu erzeugen. Der Züricher Professor Charles WEISSMANN in Zusammenarbeit mit der Gentechnik-Firma Biogen gilt als Vorreiter auf dieser Strecke (15). WEISSMANN isolierte ein Interferon-Gen aus menschlichen Leukocyten, brachte es in *E. coli* zur Ausprägung und konnte auf diese Weise erstmals gentechnisch erzeugtes Interferon in reiner Form darstellen. Es ist zu erwarten, daß die zur Zeit in 30000 l-Tanks laufenden Großversuche zukünftig so viel Interferon auf den Weltmarkt bringen, daß nicht nur verstärkt Testreihen an Krebskranken durchgeführt werden können, sondern auch ein preiswertes antivirales Mittel zur Verfügung stehen wird.

Das erste in den Handel gebrachte, gentechnisch in Bakterien erzeugte Arzneimittel für den Menschen ist jedoch Human-Insulin, ein großer Wurf des Pharmazie-Konzerns Eli Lilly (USA). Unter dem Namen Humulin käuflich und in langen Testreihen erprobt, soll es dem herkömmlichen menschlichen Insulin chemisch identisch und völlig wirkungsgleich sein. Nebenwirkungen, wie sie nach Verabreichung von tierischen Insulinen bei manchen Menschen als Allergien auftreten, wurden nicht beobachtet.

Diese beiden Beispiele einer offensichtlichen Kommerzialisierung der Gentechnik zeigen, daß bereits Programme angelaufen oder in Aussicht genommen wurden, wonach in erster Linie Interferone, Insulin und Wachstumshormone sowie andere wichtige Polypeptide im Großmaßstab in Bakterien erzeugt werden sollen, um die Humanmedizin ausreichend mit Therapeutika oder auch Diagnostika zu versorgen. Daneben treten auch veterinärmedizinisch interessante oder in der Landwirtschaft anwendbare Produkte von genetisch manipulierten Bakterien auf den Plan. Es wird an eine Umprogrammierung von Bodenbakterien gedacht oder an eine Saatgutoptimierung. Schließlich bestehen Absichten, Erdölabfälle in Fischfutter zu verwandeln.

b. *Pflanzen*

Wir wollen das Beispiel einer pflanzlichen Genmanipulation mit einem Wunschbild beginnen. Es ist bekannt, daß in manchen Pflanzen, beispielsweise in Leguminosen wie Erbse, Bohne, Lupine, eine Symbiose zwischen Pflanzenwurzeln und Knöllchen-Bakterien vorhanden ist, die sich für die Pflanzen außerordentlich nutzbringend erweist. Die Bakterien besitzen die Fähigkeit, den normalerweise biochemisch unzugänglichen Stickstoff der Luft zu assimilieren und in Ammoniumverbindungen zu überführen, die für die Pflanze verwertbar sind. An Erwerb und Umsetzung des Luftstickstoffs beteiligte Enzyme in den Knöllchenbakterien werden durch eine Gengruppe codiert, die als nif-Gene bezeichnet werden (nif = nitrogen fixation). Gelänge es nun, die nif-Gene aus den Mikroorganismen in das genetische Material unserer wichtigsten Kulturpflanzen einzuschleusen, die nicht jene Symbiose mit den Knöllchenbakterien aufweisen, dann wäre das nicht nur eine wissenschaftliche Sensation, es wäre ein wahrhaft welterschütternder Fortschritt. Das leuchtet wohl jedem ein, der die Zusammenhänge zwischen Überbevölkerung, Nahrungsmangel, Kunstdüngerproduktion und Energieversorgung einmal unter globalen Aspekten durchdacht hat.

Aber das ist Zukunftsmusik, falls die Molekularbiologen dieses sehr komplizierte und empfindliche Instrument der Übertragung von Stickstoffbindung überhaupt jemals zu beherrschen in der Lage sein werden. Der Weg dahin beginnt mit sehr kleinen Schritten, denn Pflanzen sind gentechnisch gesehen recht spröde Untersuchungsobjekte.

Als bester Schrittmacher für die Transformation pflanzlicher Zellen erwiesen sich bisher die lange bekannten Wurzelhalsgallen, crown gall-Tumoren genannt, die durch *Agrobacterium tumefaciens* hervorgerufen werden und krebsartige Wucherungen an verschiedenen Pflanzenteilen hervorbringen Vor einiger Zeit fand man heraus, daß Ursache solcher Tumoren ein Plasmid[1]) ist, das nach Infektion der Pflanze durch *Agrobacterium* aus dem Krankheitserreger in Pflanzenzellen übertritt und in deren Zellkern ins Genom eingefügt wird [16]. Der Vorgang stellt eine natürliche Genübertragung dar, denn die infizierte Pflanzenzelle erwirbt einige biochemische Eigenschaften, die sie vorher nicht besaß, z. B. die Synthese spezieller Aminosäure-Analoge, die sogenannten Opine, die den Bakterien als Nahrungsstoffe dienen. So wurde eine ganz neue

[1] *Ti* – Plasmid; *Ti* = Tumor induzierend.

Art von Parasitismus entdeckt: Offenbar zwingen die Agrobakterien den Pflanzenzellen neue Gene auf, die für die Synthese bakterienspezifischer Substrate sorgen und dadurch die ungehemmte Vermehrung der Bakterien gewährleisten. Auf diese Weise partizipieren die pathogenen Einzeller an der Photosyntheseleistung und am Stickstoff-Haushalt der grünen Wirtspflanze. Das Plasmid — genauer: ein Stück davon, die T-Region — trägt 5—7 Gene für Enzyme, welche die Opinproduktion anregen, aber auch solche für die Biosynthese von Phytohormonen (Auxine und Cytokinine), die das Organwachstum regulieren und schließlich zu den tumorartigen morphogenetischen Veränderungen im crown gall-Phänomen beitragen.

Diese T-Region der Plasmid-DNS wurde nun nach allen Regeln gentechnischer Kunst mit Restriktasen aufgeschnitten, andere Gene in die Schnittstellen eingefügt und dann untersucht, ob die Produkte der eingefügten Gene nach Plasmid-Übertragung in den infizierten Pflanzenzellen nachweisbar waren. Sie waren es; in einigen Fällen gelang es, Gene aus anderen Organismen, z. B. bakterielle Antibiotika-Resistenzgene zu übertragen und in den behandelten Pflanzen sowie deren Nachkommen auszuprägen, d. h. die Pflanzen wurden gegen die Antibiotika resistent, während nicht transformierte Pflanzen empfindlich blieben. Voraussetzung einer erfolgreichen Genübertragung war jedoch, daß die Kontrollregion, der Promotor, vom Plasmid stammte.

Die weitere Strategie der Genmanipulation in der Pflanzenforschung erscheint klar: Sie geht davon aus, gewünschte Gene, z. B. die Nif-Gene, in das Ti-Plasmid einzubauen und die derartig modifizierte T-DNS des Plasmids in pflanzliche Zellkulturen einzuführen, die dann zu ganzen Pflanzen auswachsen, welche in allen Zellkernen, die Nif-Gene zur Synthese von Enzymen der Stickstoffbindung enthalten. Eine Voraussetzung dafür ist die Elimination der tumorauslösenden DNS-Abschnitte aus dem Ti-Plasmid, was den Gentechnikern bereits gelungen ist. So wird es auch von der genetischen Seite her keine unüberwindbaren Schwierigkeiten geben, Nif-Gene in pflanzliche Genome zu übertragen; die Probleme liegen auf der Strecke der Ausprägung funktioneller Enzyme. Ein weiterer Nachteil bei dieser Hoffnungen weckenden Geschichte ist die Wirtsspezifität des Tumorbakteriums: es infiziert keine monokotylen Pflanzen, wozu alle Getreidearten gehören. Stickstoffixierende Zuckerrüben oder Kartoffeln würden der Landwirtschaft allerdings auch schon erhebliche Vorteile bringen.

c. *Tiere*

Die stürmische Entwicklung der molekular- und zellgenetischen Techniken hat ermöglicht, fremde genetische Information auch in tierische Zellen, nicht zuletzt in Eizellen einzuführen und auszuprägen [17]. Das bisher wohl spektakulärste Ergebnis einer Genfusion und Genübertragung im zoologischen Bereich wurde nun kürzlich von PALMITER und Mitarbeitern mitgeteilt [18]: Sichtbarer Beweis sind zwei Mäuse, die aus demselben Wurf stammen und unter identischen Bedingungen aufgezogen wurden. Die größere hat etwa das doppelte Gewicht der kleineren. Was steckt hinter dem Gigantismus des einen Tieres? Alle Zellen dieser Maus enthalten rekombinante Gene. Jedes dieser Gene besteht aus dem Strukturgen für das Wachstumshormon aus einer Ratte und dem Promotoranteil eines Gens aus der Maus.

Diese sogenannte „transgenische Maus" stammt aus Experimenten, in denen das Fremdgen (Ratte) für das Hormon an das Mausgen in der bereits beschriebenen Weise im Reagensglas verkoppelt wurde. Die Wissenschaftler brachten die rekombinante DNS durch Mikroinjektion in den Pronucleus befruchteter Mäuseeier (Zygoten) ein. Die behandelten Eier wurden Mäuse-Ziehmüttern reimplantiert, wo sie sich zu Feten entwickelten. Aus 170 eingepflanzten Zygoten gingen in 21 Fällen junge Mäuse hervor, 7 davon enthielten das rekombinante Gen und 6 dieser 7 Mäuse zeigten Riesenwuchs. Die Nachkommen in der nächsten Generation waren wiederum signifikant größer. Das fremde Wachstumshormon-Gen war demnach in das Genom der Eizelle bzw. der Embryonen eingebaut und in die Keimbahn gebracht worden. — Außer der Zunahme an Größe und Gewicht zeichneten sich die genetisch manipulierten Mäuse durch hohen Gehalt an mRNS des fusionierten Gens aus; auch enthielten sie im Serum bis 800-mal mehr Wachstumshormon als die Kontrolltiere, die aus nicht injizierten, befruchteten Eiern hervorgegangen waren.

Das ist der erste Fall eines gentechnisch veränderten Säugetieres mit einem klar erkennbar veränderten Phänotypus. Auf die gentechnischen Einzelheiten dieses ungewöhnlich aufschlußreichen Experiments kann hier nicht eingegangen werden, es sollten jedoch die praktischen Konsequenzen angedeutet sein, die bereits die Autoren aus den Ergebnissen ihres Experiments filtriert haben.

Für Zucht und Produktion wertvoller Nutztiere dürfte es in nicht allzu ferner Zukunft möglich sein, Tiermaterial in kürzerer Zeit als bisher schlachtreif zu haben bzw. Tiere mit mehr Masse an Fleisch und damit wertvollen Nahrungseiweiß anzuziehen. Eine qualitative Verbesserung des Fleisches ist ebenso denkbar wie die Möglichkeit, Tiere speziell zur Gewinnung wertvoller Hormone oder Impfstoffe bereitzustellen, da gezeigt wurde, daß zumindest Wachstumshormone sich im Serum hochgradig anreichern. Schließlich hat das Experiment bewiesen, daß Keimzellen gentechnisch zu verändern sind. Es ist daher denkbar, daß mit solchen Methoden Gentherapie betrieben, d. h. genetisch bedingte Krankheiten korrigiert oder geheilt werden könnten.

5. Gentechnik und Ethik

Nach den bisher vorgestellten Erfolgen genetischer Manipulation liegt eine Frage sehr nahe: Werden die „Geningenieure“ vor dem menschlichen Erbgut halt machen? Man möchte befürchten, sie werden es ebensowenig tun, wie die Ärzte der Renaissancezeit es unterlassen haben, den menschlichen Körper zu zerlegen, trotz der damals herrschenden religiös-ethischen Tabus. Zum Segen der Menschheit.

Es gibt einige hundert genetisch bedingte Krankheiten, bei denen man außer der Sichelzellenanämie und einigen weiteren Hämoglobinopathien noch nicht den Defekt auf molekular-genetischer Ebene fixieren konnte. Im ersten Fall eist es eine falsche Aminosäure im Hämoglobin, mithin sind es nicht mehr als drei veränderte DNS-Basen, die den betroffenen Menschen mit dieser Krankheit belasten. Sollte man nicht analog dem Chirurgen, der kranke Organe entfernt und neue, gar künstliche dafür einsetzt, die „krankmachenden“ Moleküle aus dem Gen oder Genom herausschneiden und die „gesunden“ dafür einsetzen können? Potentiell sind die „Genchirurgen“ bereits heute dazu in der Lage. Ihre Argumente erscheinen nicht weniger überzeugend als die ihrer organchirurgischen Kollegen.

Solange es sich um Eingriffe in das Erbgut somatischer Zellen handelt, wird das niemand bestreiten. Es könnte jedoch sein, daß zur Heilung von Erbkrankheiten, die keiner anderen Therapie zugänglich sind, Eingriffe in den Genbestand von menschlichen Keimzellen sich als notwendig erweisen. Die Riesenmaus war Ergebnis eines solchen — anthropomorph gesehen — erfolgreichen Eingriffs. Doch aus der Tatsache, daß der Einbau der fremden Gene in das Erbgut den Zufallsregeln folgt, sind bereits transgenische Nachkommen mit unerwünschten Eigenschaften programmiert. Solange es sich um Tiere handelt, fühlen die wenigsten Menschen beim Anblick von Mißbildungen, Chimären oder ähnlichen Erscheinungen ihr ethisches Empfinden verletzt, wohl gerade noch ihr ästhetisches. Gewiß ändert sich diese Einstellung, wenn es um den Menschen geht.

Dennoch: das Tor wurde geöffnet. Genauer gesagt, es wurde bereits vor einigen Jahren auch für das menschliche Erbgut geöffnet durch die Geburt der Louise Brown in England, des ersten „Retortenbabys“ in der Geschichte der Menschheit. Diese erstmals gelungene extrakorporale Befruchtung einer menschlichen Eizelle und ihre erfolgreiche Reimplantation — unterdessen hat sich die Zahl der „Retortenbabies“ vergrößert — hat einerseits bei kinderlosen Ehepaaren Hoffnungen geweckt. Andererseits jedoch warnen ernstzunehmende Stimmen vor der Möglichkeit einer gezielten Produktion von „Menschen nach Maß und Plan“. HUXLEYS „Brave New World“ in 100 Jahren verwirklichen zu können, wäre in der Tat eine verhängnisvolle Kapitulation des *Homo sapiens* vor dem *Homo technicus.* Das uralte janusköpfige Antlitz des wissenschaftlichen Fortschritts kommt wieder zum Vorschein. Robert SINSHEIMER, einer der engagierten, kritischen Geister unter den Molekulargenetikern, fragte schon 1976 mit besorgter Ironie, ob der Mensch, der sich vom Drucke DARWINscher Evolution selbst befreit habe, nun andere Mittel genetischer Verbesserung suche, um sich seiner Weiterentwicklung als Species zu versichern [19]. So stellt sich in zweifacher Hinsicht die Frage nach den moralisch-ethischen Konsequenzen gentechnischer und genchirurgischer Experimente am Menschen — für das Individuum und für die Gesellschaft. Man wird das Problem differenziert betrachten müssen (vgl. [20]; auch Beiträge in Lit. [21, 22]). Moralische Bedenken sind wohl zu zerstreuen, wenn technische Möglichkeiten es gestatten, einen Kinderwunsch zu erfüllen oder eine Krankheit zu heilen, vorausgesetzt, die sittliche Integrität der Persönlichkeit wird geachtet. Das technisch Machbare oder die Suche nach neuen wissenschaftlichen Lösungen darf nicht zum obersten Prinzip solcher Forschungen am Menschen erhoben werden; gentechnische Forschungen sind moralisch zu verurteilen, wenn die freie Entscheidung des Patienten verletzt wird.

Der Autor dieses Beitrages sieht zur Zeit keine ernsten Gründe einer drohenden Gefahr — vielleicht im Sinne von HUXLEYS Alphas und Epsilons — das Wort zu reden. Die Entwicklung in den letzten Jahren gibt jedoch Anlaß zur Vermutung, daß die Menschheit auf das Ausgangstor ihrer biologischen Existenz zuschreitet, und es läßt sich an Beispielen wie Atombombe oder Umweltverschmutzung nachweisen, daß Teile dieser Menschheit keine Hemmungen haben, Schwellen zu übertreten, die ethische Grenzen markieren.

Auch in der Gentechnik sind Menschen im Begriff, eine hohe ethisch-moralische Barriere zu überspringen, wenn man an die Bemühungen denkt, neue biologische Waffen auf gentechnischer Basis zu konstruieren. Im menschlichen Verdauungstrakt heimische Bakterien, durch genetische Manipulation mit cancerogener DNS bestückt, aufgenommen durch die Nahrung oder das Trinkwasser, könnte ganze Populationen tödlich verseuchen. Die Entwicklung solcher Waffen ist im Prinzip bereits heute in allen entwickelten Staaten der Welt möglich und weit weniger kostspielig als der Bau einer Atombombe.

Projekte dieser Art sind bewußter Mißbrauch der Gentechnik, setzen sich über internationale Konventionen hinweg und sind in jeder Hinsicht verurteilenswert. Eine einzige großangelegte Aktion könnten ein ganzes Volk mit Krebskrankheiten verseuchen, mit Pneumonien quälen oder mit Infektionskrankheiten überschwemmen, deren Erreger resistent gemacht wurden gegen Antibiotika oder andere Therapeutika.

War Wilhelm BERNHARD nur der einsame Rufer in der Wüste, als er bereits 1974 in seinem beeindruckenden Vortrag [23] vor Wissenschaftsentgleisungen warnte, vor dem Spiel mit dem Feuer, das, einmal entfacht, zu einem nicht mehr zu löschenden Weltbrand werden könnte? Appellieren wir mit ihm an die Vernunft und an das sittliche Empfinden aller Verantwortlichen, eines nicht antasten zu lassen: Die Würde des Menschen. Mehr denn je tragen Wissenschaftler und Ärzte Verantwortung, die möglichen Konsequenzen ihrer Forschungen im allgemeinen und der gentechnischen im besonderen zu überschauen und schädliche Folgen zu verhindern mit Hilfe der ihnen verfügbaren Mittel.

6. Nachbemerkung

Wenige Gebiete der Naturwissenschaften erleben solch rasche und weitreichende Fortschritte wie das Verständnis der Genorganisation und der Genexpression. Wir sind Zeugen einer Art von Goldrausch an molekulargenetischen Erkenntnissen. Viele davon waren vor 10 Jahren noch im Reich der Träume anzusiedeln. Sowohl der Anlaß dieses Beitrages – ein öffentlicher Vortrag, der bestimmten Anforderungen an die Allgemeinverständlichkeit für einen breiten Zuhörerkreis unterliegt – als auch der immense Erkenntniszuwachs in der Molekularbiologie, der immer enger werdendes Spezialistentum geradezu herausfordert, bedingen Verallgemeinerungen in verbalen Formulierungen und Vereinfachungen in sachlichen Details, die an der Grenze des Vertretbaren liegen. Dieses mögen jene Fachkollegen berücksichtigen, deren Arbeitsgebiete im Bereich unseres Themas liegen und die zu kritischen Stellungnahmen sich veranlaßt fühlen könnten. Der Autor hofft ferner, daß in der relativ langen Zeitspanne zwischen mündlicher Präsentation und deren gedruckter Fassung keine so entscheidenden neuen Erkenntnisse hinzugekommen sind, die den vorliegenden Beitrag zur historischen Reflexion seines Anliegens machen.

7. LITERATUR

[1] Eigen, M.: Das Urgen. Nova Acta Leopoldina N. F. **52**, 1—40 (1980); Eigen, M.: Selforganization of matter and the evolution of biological macromolecules. Naturwiss. **52**, 465—523 (1971).

[2] Kendrew, J.: Der Faden des Lebens. Nymphenburger Verlagshandlg., München 1967.

[3] Watson, J. D. and Crick, F. H. C.: Molecular structure of nucleic acids. Nature **171**, 737 (1953); Watson, J. D. an Crick: Genetical implications of the structure of deoxyribonucleic acid. Nature **171**, 964—967 (1953).

[4] Crick, F. H. C.: Split genes and RNA splicing. Science **204**, 264—271 (1979).

[5] Sanger, F. G. and Coulson, J.: A rapid method for determining sequences in DNA by primed synthesis with DNA polymerase. J. Mol. Biol. **94**, 441—448 (1975).

[6] Maxam, A. M. and Gilbert, W.: A new method for sequencing DNA. Proc. Natl. Acad. Sci. USA **74**, 560—564 (1977).

[7] Morrow, J. F. and Berg, P.: Cleavage of Simian Virus 40 DNA at a unique site by a bacterial restriction enzyme. Proc. Natl. Acad. Sci. USA **69**, 3365—3369 (1972).

[8] Arber, W. and Dussoix, J.: Host specificity of DNA produced by E. coli. I. Host controlled modification of bacteriophage λ. J. Mol. Biol. **5**, 18—36 (1962).

[9] Roberts, R. J.: Restriction and modification enzymes and their recognition sequences. Gene **4**, 183—193 (1978); Nucleic Acid Res. **11**, r 135—r 167 (1983).

[10] Davies, J. E. und Gassen, H. G.: Synthetische Genfragmente in der Gentechnik — Die Renaissance der Chemie in der Molekularbiologie. Angew. Chemie **95**, 26—44 (1983).

[11] Khorana, H. G.: Total synthesis of a gene. Science **203**, 614—625 (1979).

[12] Klingmüller, W.: Genmanipulation und Gentherapie. Springer, Berlin—Heidelberg—New York 1976.

[13] Schiemann, J.: Gentransfer bei Eukaryoten. Biol. Zentralbl. **101**, 5—25 (1982).

[14] Berg, P.: Potential biohazards of recombinant DNA molecules. Science **189**, 303—304 (1975); Chargaff, E.: On the dangers of genetic meddling. Science **192**, 938—940 (1976); Gorbach, S. L.: Recombinant DNA: An infectious disease perspective. J. infect. diseases **137**, 615 (1978); Wade, N.: Genetic manipulation: Temporary embargo proposed on research. Science **185**, 332—334 (1975).

[15] Nagata, S., Taira, H., Hall, A., Johnsrud, L., Streuli, M., Essödi, J., Boll, W., Cantell, K. and Weissmann, C.: Synthesis in E. coli of a polypeptide with human leucocyte interferon activity. Nature **284**, 316—320 (1980).

[16] SCHELL, J. and VAN MONTAGU, M.: The Ti-plasmids of Agrobacterium tumefaciens and their role on crown gall formation. In: Genome Organization and Expression in Plants (ed. C. J. Leaver), pp. 453–470. Plenum Publ. Comp., New York & London 1980; HERRERA-ESTRELLA, L., DEPICKER, A., VAN MONTAGU, M. and SCHELL, J.: Expression of chimeric genes transferred into plant cells using a Ti-plasmid-derived vector. Nature (London) 303, 209–213 (1983).

[17] GORDON, J. W., SCANGOS, G. A., PLOTKIN, D. J., BARBOSA, J. A., and RUDDLE, F. H.: Genetic transformation of mouse embryos by microinjection of purified DNA. Proc. Natl. Acad. Sci. USA 77, 7380–7384 (1980); MULLIGAN, R. C. and BERG, P.: Selection for animal cells that express *E. coli* gene coding for xanthine-guanine phosphoribosyltransferase. Proc. Natl. Acad. Sci. USA **78**, 2072–2076 (1981); O'HARE, R., BENOIST, C. and BREATHNACH, R.: Transformation of mouse fibroblasts to methotrexate resistance by a recombinant plasmid expressing a prokaryotic dihydrofolate reductase. Proc. Natl. Acad. Sci. USA **78**, 1527–1531 (1981); WAYES, M. M. W. and STANNERS, C. P.: Direct transfer of the bacterial asparagine synthetase gene to mammalian cells. J. Mol. Appl. Genetics **2**, 69–82 (1983).

[18] PALMITER, R. D., BRINSTER, R. L., HAMMER, R. E., TRUMBAUER, M. E., ROSENFELD, M. G., BIRNBERG, N. C. and EVANS, R. M.: Dramatic growth of mice that develop from eggs microinjected with metallothionein – growth hormone fusion genes. Nature **300**, 611–615 (1982).

[19] SINSHEIMER, R. L.: Potential risk. In: Research with Recombinant DNA, pp. 74–89. Nat. Acad. Sci. Washington 1977.

[20] GEISSLER, E., HÖRZ, H. E. und HÖRZ, H.: Eingriffe in das Erbgut des Menschen? Wiss. u. Fortschr. **30**, 188–191 (1980).

[21] KLINGMÜLLER, W. (Hrsg.): Genforschung im Widerstreit. Wiss. Verlagsges. mbH, Stuttgart 1980.

[22] GEISSLER, E. und SCHELER, W. (Hrsg.): Genetic Engineering und der Mensch (VII. Kühlungsborner Kolloqu.). Akad.-Verl., Berlin 1981.

[23] BERNHARD, W.: Wissenschaft in einer menschlicheren Welt. Nova Acta Leopoldina N. F. **43**, 25–37 (1975).

Interessenten für detaillierte und ausführliche Darstellungen der molekularen Struktur und der Expression von Genen seien verwiesen auf folgende leicht zugängliche Werke:

[24] BIELKA, H. (Hrsg.): Molekularbiologie. Fischer, Jena 1983.

[25] NOVER, L., LUCKNER, M. und PARTHIER, B. (Hrsg.): Cell Differentiation. Fischer, Jena und Elsevier, Amsterdam 1982

[26] SERFLING, E.: Struktur und Expression der Gene höherer Organismen. Fischer, Jena 1982.

Band 113

Heft 1 Prof. Dr. ERICH LANGE, Allgemeingültige Veranschaulichung des II. Hauptsatzes
1978. 22 Seiten – 10 grafische Darstellungen – 8° – M 4,–

Heft 2 Prof. Dr. HERBERT BECKERT, Bemerkungen zur Theorie der Stabilität
1977. 19 Seiten – 8° – M 2,50

Heft 3 Prof. Dr. sc. KLAUS DÖRTER, Probleme und Erfahrungen bei der Entwicklung einer intensiven landwirtschaftlichen Produktion im Landschaftsschutzgebiet des Harzes
1978. 20 Seiten – 6 Abbildungen, davon 4 farbige auf 2 Tafeln – 2 Tabellen – 8° – M 7,–

Heft 4 Prof. Dr. sc. med. HANS DRISCHEL, Elektromagnetische Felder und Lebewesen
1978. 31 Seiten – 14 Abbildungen – 2 Tabellen – 8° – M 5,–

Heft 5 Prof. Dr. MANFRED GERSCH, Wachstum und Wachstumsregulatoren der Krebse. Biologische Erkenntnisse und generelle Erwägungen
1979. 32 Seiten – 13 Abbildungen – 1 Tabelle – 8° – M 6,–

Heft 6 Prof. Dr. rer. nat. FRIEDRICH WOLF / Dr. rer. nat. URSULA KOCH, Über den Einfluß der chemischen Struktur von Dispersionsfarbstoffen auf deren Dispersionsstabilität
1979. 18 Seiten – 3 Abbildungen – 10 Tabellen – 8° – M 3,50

Heft 7 Prof. Dr. rer. nat. FRIEDRICH WOLF / Dr. rer. nat. WOLFGANG HEYER, Zur Sorption an Tetracalciumaluminathydroxysalzen 1980. 12 Seiten – 5 Abbildungen – 4 Tabellen – 8° – M 2,–

Band 114

Heft 1 Prof. Dr. HASSO ESSBACH, Morphologisches zur orthologischen und pathologischen Differenzierung und zum Anpassungs- und Abwehrvermögen der menschlichen Placenta
1980. 19 Seiten – 12 Abbildungen – 8° – M 4,–

Heft 2 Prof. Dr. med. WERNER RIES, Risikofaktoren des Alterns aus klinischer Sicht
1980. 19 Seiten – 9 Abbildungen, davon 1 Abbildung auf Tafel – 8° – M 4,–

Heft 3 Prof. Dr. OTT-HEINRICH KELLER, Anschaulichkeit und Eleganz beim Alexanderschen Dualitätssatz
1980. 19 Seiten – 8° – M 4,–

Heft 4 Prof. Dr. rer. nat. BENNO PARTHIER, Die cytologische Symbiose am Beispiel der Biogenese von Zellorganellen 1981. 29 Seiten – 16 Abbildungen – 2 Tabellen – 8° – M 6,–

Heft 5 Prof. Dr. F. WOLF / Dr. S. ECKERT / Dr. M. WEISE / Dr. S. LINDAU, Untersuchungen zur Synthese und Anwendung bipolarer Ionenaustauschharze 1980. 12 Seiten – 6 Tabellen – 8° – M 2,–

Heft 6 Prof. Dr. med. HERBERT JORDAN, Balneobioklimatologie – Eine Zielstellung im Mensch-Umwelt-Konzept 1981. 25 Seiten – 8 Abbildungen – 1 Tabelle – 8° – M 4,–

Band 115

Heft 1 Prof. Dr. rer. nat. HERMANN BERG, Wilhelm Ostwald – Erkenntnisse über die Biosphäre
1981. 36 Seiten – 7 Abbildungen – 3 Tabellen – 8° – M 6,–

Heft 2 Prof. Dr. sc. KLAUS DÖRTER, Aphorismen zur Qualität des Bewässerungswassers
1981. 31 Seiten – 11 Abbildungen – 11 Tabellen – 8° – M 6,–

Heft 3 Prof. Dr.-Ing. Dr. rer. nat. h. c. PAUL GÖRLICH, Die geschichtliche Entwicklung des wissenschaftlichen Gerätebaus und seine zukünftige Bedeutung 1981. 36 Seiten – 8° – M 6,–

Heft 4 Prof. Dr. WOLFGANG BUCHHEIM, Albert Einstein als Wegbereiter nachklassischer Physik
1981. 29 Seiten – 8° – M 4,–

Heft 5 Prof. Dr.-Ing. HERBERT KRUG, Die Technologie der Brikettierung von Weichbraunkohle im Lichte der Verfahrenstechnik und der besseren Nutzung dieses Energieträgers
1982. 20 Seiten – 13 Abbildungen – 8° – M 3,–

Heft 6 Prof. Dr. ERNST NEEF, Der Verlust der Anschaulichkeit in der Geographie und das Problem der Kulturlandschaft 1981. 34 Seiten – 8° – M 5,–

Band 116

Heft 1 Prof. Dr. WERNER RIES, Studien zum biologischen Alter
1982. 27 Seiten – 10 Abbildungen – 8° – M 4,–

Heft 2 Prof. Dr. RUDOLF SACHSENWEGER, Augenunabhängige optosensorische Wahrnehmungsformen
1983. 19 Seiten – 8° – M 4,–

Heft 3 Prof. Dr. HANS-GEORG SCHÖPF, Die Griechen und die Natur 1983. 62 Seiten – 8° – M 8,–

Heft 4 Prof. Dr. Ing. JÁN BENETIN, Mathematisches Modell für das Wachstum von landwirtschaftlichen Kulturen und seine Verwertung in der quantitativen Beurteilung des Bewässerungseffektes auf die Steigerung der Ernteerträge 1983. 36 Seiten – 18 Abbildungen – 3 Tabellen – 8° – M 6,–

Heft 5 Prof. Dr. HANS DRISCHEL †, Neues über die Pupille
1983. 30 Seiten – 26 Abbildungen – 8° – M 4,–

Heft 6 Prof. Dr. BENNO PARTHIER, Der Beitrag der Molekularbiologie zur Evolutionserkenntnis
1983. 41 Seiten – 19 Abbildungen – 2 Tabellen – M 6,–

Heft 7 Prof. Dr. ADOLF WATZNAUER, Die Rolle des Radons (Isotop ^{222}Rn) als Umweltfaktor – eine Übersicht
1983. 34 Seiten – 3 Abbildungen – 4 Tabellen – M 5,–

Band 117

Heft 1 Prof. Dr. sc. KLAUS DÖRTER, Einige Aspekte zum landeskulturellen Nutzen des Meliorationswesens
1984. 31 Seiten – 10 Abbildungen – 11 Tabellen – 8° – M 8,–

Heft 2 Prof. Dr. HERBERT BECKERT, Nichtlineare Elastizitätstheorie 1984. 58 Seiten – 8° – M 8,–

Heft 3 Prof. Dr. HERBERT JORDAN, Zur funktionellen Normalität des Menschen
1984. 29 Seiten – 15 Abbildungen – 1 Tabelle – 8° – M 4,–

Heft 4 Dr. ARND BERNHARDT, Beiträge zum Problemkreis des Landschaftswandels *In Vorbereitung*

Heft 5 Prof. Dr. OTT-HEINRICH KELLER, Das Zählen als angeborene Verhaltensweise
1984. 36 Seiten – 11 Abbildungen – 8° – M 6,–

Heft 6 Prof. Dr WOLFGANG BUCHHEIM, Komplementarität nach Niels Bohr – physikgeschichtliche Episode oder universale Kategorie von Ergänzung? 1984. 30 Seiten – 3 Tabellen – 8° – M 4,–

Heft 7 Prof. Dr. BENNO PARTHIER, Gene, Gentechnik, Genmanipulation *Vorliegendes Heft*

Band 118

Heft 4 Prof. Dr. N. J. LEHMANN, Die analytische Maschine, Grundlagen einer Computer-Analytik
In Vorbereitung

Einzel- oder Fortsetzungsbestellungen durch eine Buchhandlung erbeten

Sitzungsberichte bis Band 108
durch das Zentralantiquariat der Deutschen Demokratischen Republik, Leipzig
ab Band 107 durch den Akademie-Verlag, Berlin, zum Teil noch lieferbar

AKADEMIE-VERLAG

DDR-1086 Berlin, Leipziger Straße 3–4

MIX
Papier | Fördert gute Waldnutzung
FSC® C083411

Zeitfracht Medien GmbH
Ferdinand-Jühlke-Straße 7
99095 Erfurt, Deutschland
produktsicherheit@kolibri360.de